AF317258

TRAITEMENT HOMŒOPATHIQUE

PRÉSERVATIF ET CURATIF

DU

CHOLÉRA ÉPIDÉMIQUE

INSTRUCTION POPULAIRE

POUVANT SERVIR DE GUIDE EN L'ABSENCE DU MÉDECIN

PAR

LE Dʳ A. CHARGÉ

> Quelle mission plus élevée que celle de veiller à la santé publique et de chercher par tous les moyens possibles, même à l'aide d'une instruction de garde-malade, de préserver la population des atteintes d'une épidémie.
>
> (*Gazette des Hôpitaux*, 22 mars 1849.)

Treizième édition.

PRIX : 1 FRANC

SE VEND AU PROFIT DE L'ÉGLISE EN CONSTRUCTION

A SAINT-RAPHAEL (VAR)

PARIS

LIBRAIRIE J.-B. BAILLIÈRE & FILS

RUE HAUTEFEUILLE, 19, PRÈS DU BOULEV. SAINT-GERMAIN

1884

TRAITEMENT HOMŒOPATHIQUE

PRÉSERVATIF ET CURATIF

DU

CHOLÉRA ÉPIDÉMIQUE

INSTRUCTION POPULAIRE

POUR SERVIR DE GUIDE EN L'ABSENCE DU MÉDECIN

Par le D⁰ CHARGÉ

> Quelle mission plus élevée que celle de veiller à la santé publique et de chercher par tous les moyens possibles, même à l'aide d'une instruction de garde-malade, préserver la population des atteintes d'une épidémie.
>
> *(Gazette des Hôpitaux, 22 mars 1849.)*

AVANT-PROPOS

Après un mois de rigueur, l'épidémie cholérique ne s'atténue ni dans sa violence, ni dans ses résultats..... Toutes proportions gardées, l'épidémie de 1884 est au moins aussi meurtrière que son aînée de 1835..... (Appréciation du corps médical de Toulon, 22 juillet.)

Voilà la vérité ; c'est la méconnaître que de prêter un caractère bénin à l'épidémie qui sévit en ce moment sur Toulon et sur Marseille, pour irradier un peu partout.

Je laisse à d'autres le soin d'élever les cœurs à la hauteur des circonstances. l'office du médecin est limité; prévenir et guérir! Et pour atteindre ce but, nous multiplierons nos efforts ; c'est notre devoir.

Notre *Instruction populaire pouvant servir de guide en l'absence du Médecin* vient d'être reproduite avec les pièces justificatives qui permettent à chacun de juger les bienfaits de l'homœopathie; cette douzième édition quoique tirée en un grand nombre d'exemplaires a été épuisée en quelques jours, malgré l'acharnement de la vieille École à nous dénigrer et à altérer les faits.

Nous sommes si convaincus de l'étendue et de la réalité des services rendus par la nouvelle thérapeutique que nous ne nous laisserons pas décourager.

Nous faisons réimprimer de nouveau cette

Instruction dans le but de la répandre le plus possible.

Seulement cette treizième édition sera réduite dans ses proportions; elle contiendra uniquement les conseils hygiéniques, et le traitement préservatif et curatif.

C'est assez pour le salut des malades, notre unique ambition en ce moment.

Valescure-Saint-Raphaël, 26 juillet 1884.

A. C.

CONSEILS HYGIÉNIQUES

1° Quand on est menacé d'une épidémie cholérique, le premier soin doit être d'occuper un logement parfaitement exempt d'humidité et largement fourni d'air et de lumière. On évitera avec soin de coucher en trop grand nombre dans la même pièce et de s'envelopper dans des rideaux hermétiquement fermés. Dès le matin, et plusieurs fois dans la journée, suivant le besoin, on renouvellera l'air de la chambre en ouvrant les fenêtres. Toutes les parties de la maison seront entretenues dans une exacte propreté. Pour laver ou arroser les trottoirs, on se servira exclusivement d'une eau propre et limpide, au lieu de l'eau du ruisseau qui est souvent dégoûtante et toujours chargée de corps étrangers dont les émanations sont insalubres ;

2º On se garantira avec soin du passage subit du chaud au froid et de la fraîcheur des nuits. On se vêtira chaudement, et, dans ce but, on fera bien de porter par-dessus les vêtements ordinaires un autre vêtement facile à ôter, mais fermant exactement au cou et aux poignets, au cou surtout. On a sagement recommandé l'usage des chaussures et d'une ceinture de laine pour mieux protéger les pieds et le ventre. Les soins personnels de propreté ne doivent jamais être négligés ;

3º Quant à la manière de se nourrir, je recommande à chacun de conserver ses habitudes. Des habitudes même vicieuses ne sauraient être corrigées brusquement, sans que l'économie fût impressionnée par un changement aussi subit, et cette impression, cette modification apportée à toutes les fonctions pourrait bien avoir pour fâcheux résultat de rendre le sujet plus facilement accessible à l'influence épidémique. Faut-il ajouter qu'il est utile de faire des repas plutôt légers que copieux, et chacun n'éprouvera-t-il pas le besoin de s'abstenir des aliments dont il aura reconnu, par son expérience propre, que la digestion était difficile?

Il n'est pas nécessaire de se priver de fruits, à la condition que ces fruits soient bien mûrs et de bonne qualité.

Les légumes cuits, tels que haricots, lentilles, pois, seront mangés plutôt en purée que dans leur entier.

Les viandes grasses (oie, canard, porc), les poissons gras, huileux (anguilles), les coquillages (moules, clovisses, oursins), les charcuteries, les pâtisseries lourdes, les crudités, n'entreront jamais dans un régime bien entendu.

Les viandes de bœuf et de mouton, la volaille, les poissons, tels que le merlan, le pageau, la dorade, la sole; le riz, les pommes de terre seront les aliments préférés.

Le vin mêlé d'eau est de toutes les boissons la plus convenable; la bière, à moins d'en avoir une grande habitude, peut ne pas être sans inconvénients.

On évitera de prendre, à jeun, des boissons

aqueuses ou acides, telles que limonade, grou-
seilles, orangeades, orgeats ; ces boissons froides
offriraient surtout un grand danger, si on les
prenait quand le corps est échauffé par le tra-
vail ou par la marche.

Les personnes qui ont l'habitude de prendre
du café n'en cesseront pas l'usage, mais n'en
abuseront pas non plus. La plus grande réserve
est commandée à l'égard des liqueurs alcooli-
ques ; les infusions médicamenteuses (menthe,
tilleul, thé, camomille) sont interdites ;

4° Les émotions vives sont à redouter ainsi
que tous les excès dans les travaux de corps ou
d'esprit. Il faut, avec courage et avec sang-froid,
poursuivre le cours de ses occupations ordinaires, en évitant les veilles et les trop grandes ou
trop fréquentes déperditions de forces corporelles ;

5° Le *chlore*, les *chlorures*, le *vinaigre aroma-
tique*, l'*acide phénique,* etc., seront à jamais pros-
crits de l'intérieur des maisons, parce qu'ils
sont impuissants, toujours, à faire aucun bien,
et que dans quelques circonstances ils peuvent
être nuisibles.

PRÉSERVATIFS

N'y a-t-il pas d'autres moyens de se préserver du choléra que d'observer avec soin les préceptes hygiéniques?

Les anciennes doctrines médicales n'en connaissent pas d'autres ; aussi dans ces temps de calamité publique font-elles de l'hygiène leur idole.

L'hygiène a bien son importance et son utilité pratique, je suis bien loin de vouloir le contester, et les conseils que j'ai tracés plus haut découlent de mes principes ; je les ai sérieusement donnés pour qu'ils soient sérieusement suivis, mais il ne faudrait pas qu'on en exagérât la portée au point de croire que tous ceux qui pourront les mettre en pratique seront sûrement à l'abri, tandis que les autres, plns nombreux, à qui le devoir ou la misère impose de nombreuses privations, seront infailliblement frappés.

On dépasse le but, à mon avis, toutes les fois que l'on se permet des recommandations hygiéniques au-delà de ce qu'exige la plus stricte nécessité.

Scientifiquement, on a tort, parce que c'est à la médecine et non à l'hygiène qu'il faut demander des modificateurs de l'influence épidémique; et au point de vue humanitaire, c'est mal choisir son temps que de présenter le confort de la vie comme la seule voie de salut, alors que le fléau vient ajouter à la misère publique, et rendre ce confort impossible pour le plus grand nombre.

Aussi ardemment que qui que ce soit, je désire que l'on apporte le plus grand soin à la propreté des villes, que l'on favorise par tous les moyens possibles le libre écoulement des eaux, qu'on enlève régulièrement de nos rues les boues et les immondices.

Mais de tout temps nous avons eu des boues et des immondices dans nos rues; dans nos maisons, des rez-de-chaussée bas et humides, des caves mal aérées, des lieux d'aisances incommodes, et je ne sache pas qu'il en soit jamais sorti le choléra.

Laissons l'allopathie dérober sa pauvreté sous une apparence de trésors hygiéniques, trésors trop souvent stériles; l'homœopathie est assez riche d'elle-même pour puiser dans son propre fonds de quoi nous préserver du choléra, comme déjà depuis longtemps elle nous a appris à nous préserver de la fièvre scarlatine épidémique.

Je conseille trois médicaments dont l'expérience a constaté les vertus préservatives, l'ellébore blanc (*veratru n*), le cuivre (*cuprum*) et l'arnic (*arsenicum*).

Aussitôt qu'il n'y a plus aucun doute à avoir sur la présence du choléra autour de soi, il faut prendre une dose tous les deux ou trois jours, le matin à jeun, tantôt de l'un tantôt de l'autre de ces médicaments, en commençant par le *veratrum.*

La dose pour les adultes est de trois globules ; pour les enfants, de deux globules seulement.

L'expérience m'autorise à affirmer de la manière la plus absolue que, de tous ceux qui prennent ces préservatifs, quelques-uns peuvent bien avoir une indisposition, mais aucun le choléra.

Traitement de toutes les périodes et des diverses manifestations symptomatiques.

En temps d'épidémie cholérique, les indispositions les plus légères en apparence ne doivent pas être négligées, parce qu'elles sont souvent le prélude ou le début de la maladie elle-même.

On peut et on doit considérer comme étant influencée, quoique à un faible degré, par le génie épidémique, toute personne qui présente les conditions suivantes :

Lassitude, malaise général, angoisse ;
Tête entreprise, impossibilité de rester debout ;
Physionomie triste et abattue ;
Visage pâle et froid ;
Ralentissement du pouls ;
Étourdissement, tintement dans les oreilles ;
Refroidissement général ou partiel ;
Brûlement dans l'estomac ;
Sensibilité du creux de l'estomac au toucher ;
Crampes légères dans les mollets et dans d'autres muscles ;
Engourdissement dans les doigts ;
Peu de soif ;
Absence de vomissement et de diarrhée.

Aussitôt que se manifeste l'ensemble de ces symptômes, on doit, en toute hâte, faire coucher le malade dans un lit suffisamment couvert, puis on lui administre l'*esprit de Camphre de Hahnemann*, à la dose de deux gouttes sur un morceau de sucre ou dans une cuillerée à café d'eau froide. Répétez cette dose de la même manière toutes les cinq minutes jusqu'à ce que la chaleur revienne, que les battements du cœur et du pouls aient repris leur fréquence, qu'une sueur générale se soit établie, ce qui a lieu ordinairement après la cinquième ou la sixième dose.

Au fur et à mesure du retour à l'état normal, on éloignera les doses, en les continuant toutefois jusqu'au rétablissement complet. (Pour boisson, eau froide ou quelques morceaux de glace).

Quand la maladie est ainsi attaquée tout-à fait à son début, la guérison est aussi sûre que rapide; mais il n'y a pas un moment à perdre. Cette première période de la maladie, période d'invasion, est rapide, de courte durée, et notez bien que le camphre n'est le spécifique de la maladie qu'à la condition qu'on le donne dans cette première période. Si les vomissements et la diarrhée ont eu le temps d'arriver, l'indication du camphre est passée, il n'est plus temps de recourir à lui.

J'en conclus à ce que chacun ait en sa possession un flacon d'*esprit de Camphre de Hahnemann* et qu'au besoin il n'en diffère l'administration, sous aucun prétexte, ni pour lui, ni pour les siens.

Je suppose qu'on ait laissé passer inaperçu ce premier moment de la maladie (seul moment, je le répète, dans lequel le *camphre* se soit montré admirablement utile), et qu'à l'ensemble des symptômes qui précèdent, il faille ajouter, pour avoir le tableau complet de la maladie, des symptômes nouveaux provenant de désordres fonctionnels de l'estomac et des intestins.

Ces nouveaux symptômes peuvent être de deux sortes :

Ou les vomissements prédominent avec nausées ;
Afflux de salive à la bouche ;
Vomissements muqueux ou jaunâtres ;
Peu de diarrhée ou diarrhée jaunâtre avec ténesme très-douloureux après les selles.

Dans ce cas, il faut recourir à l'*ipécacuanha*, 3 globules à la fois. Répétez la dose de demi-heure en demi-heure jusqu'à ce que vous ayez obtenu un amendement notable dans les symptômes.

Ou la langue est remarquable par un enduit jaunâtre assez épais, auquel le doigt s'attache quand il le touche ;
Vomissements nuls ou rares ;
Borborygmes bruyants dans le ventre ;
Coliques avec faiblesse de jambes.

Les selles sont d'abord composées de matières fécales, puis elles deviennent de plus en plus aqueuses, blanchâtres, analogues à du petit lait mal clarifié ou à de l'eau de riz concentrée, mêlées de flocons albumineux ;

Ces évacuations fétides ou inodores ont lieu, sans efforts, sans douleurs et comme par fusées.

Urine rare ;
La face est décomposée.

L'acide phosphorique (*acid. phosphoricum*) est ici le remède par excellence, et trois globules déposés, à sec, sur la langue du malade, suffiront dans le plus grand nombre de cas pour dissiper ce cortége de symptômes déjà assez effrayants. (Eau fraîche pour boissons, toujours en très-petite quantité).

Si, une heure après, l'amélioration s'arrête, il faut répéter le même médicament à la même dose.

Jusqu'ici il n'a encore été question que des cas de choléra léger, peu intense; mais nos recommandations n'en sont que plus importantes à retenir, parce qu'elles s'adressent au début de la maladie, c'est-à-dire au moment où il est le plus facile de s'en rendre maître.

Que ces instructions soient suivies à la lettre, et j'en réponds, d'après mon expérience et d'après celle de plusieurs centaines de mes collégues, le choléra sera presque toujours enrayé dans sa marche, sans que le malade ait fait un pas de plus vers la mort, sans même qu'il ait subi de nouvelles tortures.

On nous opposera, tant qu'on voudra, que nous n'avions pas à lutter contre des atteintes graves du choléra, mais en vérité, pour satisfaire aux exigences de nos adversaires. faudrait-il laisser arriver la maladie à son plus haut degré d'intensité quand nous avons la puissance de l'empêcher ? S'il est beau de guérir le mal, il n'est pas moins glorieux et il est plus sûr de le prévenir.

Arrivons maintenant aux symptômes les plus essentiels et les plus caractéristiques du choléra :

La voix est altérée, affaiblie, à peine perceptible, ou bien elle est rauque et comme flûtée ;

Le malade est profondément amaigri ;

La faiblesse est excessive ;

Yeux caves, regard éteint ;

Sens émoussés ;

Froid glacial dans tout le corps et surtout aux extrémités, au visage et à la langue ;

La peau est baignée d'une sueur froide visqueuse ;

Urine supprimée ;

Les selles coulent involontairement, fréquentes, abondantes, chargées de grumeaux et sans odeur aucune ;

Soif violente avec désir d'eau froide, mais aussi-

tôt après avoir bu, vomissements des boissons
ingérées ;

Les vomissements incessants fournissent des
produits analogues aux selles ;

Le ventre est déprimé, ordinairement insensible
à la pression ;

Les battements du pouls sont de moins en moins
sensibles au toucher ;

La respiration s'embarrasse, devient très-pénible;
L'haleine est froide.

L'ellébore blanc (*veratrum alb.*) est le souverain remède. Déposez-en huit à dix globules dans un verre d'eau, et donnez au malade une cuillerée à bouche de cette solution, de dix en dix minutes d'abord, puis de demi-heure en demi-heure, en éloignant les doses de plus en plus, en raison du résultat.

Sous l'influence de ce remède, on verra les vomissements et les selles diminuer de fréquence et s'arrêter; le froid perdre de son intensité; le pouls redevenir sensible, la respiration plus libre, les forces se relever, etc., etc.

On laissera se déployer librement cette heureuse réaction, et on donnera au malade pour boisson, de l'eau fraiche ou des morceaux de glace en petite quantité.

Si à l'ensemble des symptômes qui ont déterminé le choix de *veratrum*, l'observation ajoute, comme symptôme dominant, des crampes souvent répétées et très-douloureuses, qui arrachent des gémissements et des cris au malade, le cuivre (*cuprum*) est impérieusement indiqué.

Huit à dix globules dans un verre d'eau, à prendre par cuillerée à bouche d'heure en heure, ou alternés avec les cuillerées de *veratrum*, en ayant toujours le soin d'éloigner les doses au fur et à mesure de l'amendement de tous les symptômes.

Veratrum et *cuprum* embrassent ainsi dans leur sphère d'action les symptômes les plus essentiels et les plus caractéristiques du choléra confirmé; aussi, dans les cas les plus graves, c'est à eux qu'il faut recourir le plus ordinairement.

Je dis le plus ordinairement et non pas toujours, parce que les symptômes du choléra grave ne sont pas constamment les mêmes uniformément, et que, pour être le spécifique d'une maladie, un remède a besoin de recouvrir l'universalité des symptômes ; d'où l'on peut concevoir (et c'est là la grande difficulté de l'homœopathie) la nécessité de varier le traitement autant de fois que la maladie peut varier dans ses manifestations symptomatiques.

Il ne faut pas perdre de vue que ce n'est pas tel ou tel symptôme isolé qui devra décider du choix du médicament, mais bien exclusivement l'ensemble des symptômes.

Or, dans le choléra même, l'ensemble des symptômes peut varier, et c'est ce qui explique pourquoi *veratrum* et *cuprum*, quoique devant être rangés en première ligne, peuvent cependant ne pas être suffisants.

Qu'on se souvienne du tableau de la maladie, tel que je l'ai tracé, pour qu'il pût être effacé par le *veratrum*, et qu'on y ajoute :

Une grande angoisse avec crainte de la mort.

Une agitation extrème qui oblige le malade à re-
muer constamment, à sortir du lit, à se décou-
vrir ;

Une brûlure au creux de l'estomac comme par
un charbon allumé.

L'observation de ces derniers symptômes, à quelque période de la maladie qu'ils se présentent, réclame, avant tout, *arsenicum* (arsenic) 3 globules dans un verre d'eau, à prendre par cuillerée à bouche de demi-heure en demi-heure, d'abord, puis à des intervalles plus éloignés, quand le médicament agit conformément au but qu'on se propose.

Chez les sujets faibles, cacochymes, épuisés par l'âge ou par des souffrances antécédentes, le seigle ergoté (*secale cornutum*) sera l'objet d'une attention toute particulière, et dans les cas surtout qui présenteront pour caractères différentiels :

La tête embarrassée, étourdie comme par
   ivresse ;
Les sens émoussés, et particulièrement l'ouïe ;
Découragement profond et préoccupation cons-
   tante de la mort.

Ce médicament est encore employé avec beaucoup de succès quand le vomissement est apaisé en totalité ou en partie, mais que les déjections alvines ne changent pas de couleur et que tout annonce que la bile n'a pas encore reparu dans le canal intestinal. Sous son influence, les selles deviennent jaunes ou vertes, ce qui est d'un excellent augure pour une terminaison prochaine et heureuse de la maladie.

Son mode d'administration est le même que celui de *veratrum*, même doses et même répétitions.

Il faut admettre le cas où le choléra n'a pas été enrayé dans sa marche toujours croissante, soit négligence de soins appropriés, soit impuissance de l'art.

La peau présente, dans toute son étendue, une coloration bleue bronzée (cyanose) ;

La main appliquée sur le corps du malade éprouve une sensation de froid glacial, comme le ferait éprouver le corps d'un cadavre ;

Le globe de l'œil est tourné en haut de l'orbite et le blanc seul apparaît pâle et enfoncé ;

La voix est tout-à-fait éteinte ;

Oppression excessive ; le malade manque d'air et s'agite pour en trouver ;

Respiration lente, difficile, haleine froide et glacée ;

Les battements des artères ne sont plus perceptibles au toucher.

Dans ce moment suprême l'homœopathie n'a pas encore dit son dernier mot, et le charbon végétal (*carbo vegetabilis*) a souvent réussi, d'une manière inespérée, pour rappeler une vitalité qui paraissait éteinte.

On déposera huit à dix globules de *carbo vegetabilis* dans un verre d'eau, et on donnera au malade une cuillerée à bouche de cette solution toutes les cinq, ou dix, ou quinze, ou trente minutes, suivant le plus ou moins de gravité.

Après une heure d'attente, si *carbo veget.* est demeuré sans effet, il faut recourir à l'acide hydrocyanique (*acid. hydrocyanicum*). Trois globules à la fois, répétés à des intervalles plus ou moins rapprochés.

J'ai passé successivement en revue les perversions fonctionnelles, les accidents les plus tranchés qui caractérisent le choléra depuis le premier moment de son invasion jusqu'à son plus haut degré d'intensité. J'ai groupé ces phénomènes morbides en catégories distinctes et indiqué le médicament plus convenable à chacune de ces catégories, mais mon but n'est pas suffisamment atteint.

Si le malade ne succombe pas pendant les périodes du début et du froid, la maladie change d'aspect et revêt tous les caractères de l'état fébrile, généralement connu sous le nom de période de réaction ou de transformation.

Il me reste à étudier la maladie dans cette dernière période.

Le pouls prend quelque développement, il devient de plus en plus sensible; le froid des extrémités disparaît peu à peu et à mesure que le pouls se relève la respiration devient plus large et plus profonde.

Si la réaction est franche et modérée, il suffit de surveiller le régime du malade; et d'empêcher qu'il ne prenne trop tôt des aliments solides pour que sa santé se rétablisse complétement; mais les choses ne se passent pas toujours aussi heureusement.

Il peut arriver que la réaction se fasse incomplètement.

La réaction incomplète se manifeste par le rétablissement incomplet de la chaleur, par une faible transpiration, une faible sécrétion d'urine; améliorations qui disparaissent bientôt pour faire place à plusieurs symptômes caractéristiques de la maladie, précédemment énoncés.

La réaction sera toujours efficacement soutenue par les médicaments qui l'auront provoquée; ainsi, dans ce cas, on ne devra pas craindre de revenir au médicament qui avait produit l'amélioration et d'en répéter les doses autant de fois que le besoin s'en fera sentir.

Il peut arriver que la réaction affecte une forme inflammatoire caractérisée par une chaleur sèche à la peau, grande soif, pouls dur et fréquent; douleur de tête, les yeux sont vifs, ils se fatiguent à l'action de la lumière; les lèvres sont injectées et chaudes; la langue est un peu rouge dans toute son étendue, la respiration s'accélère, etc., etc.

Aconit, le grand régulateur de la circulation, rétablira bientôt l'équilibre.

Mode d'administration, Quatre globules dans six cuillerées à bouche d'eau, à prendre une cuillerée toutes les deux heures.

On peut encore observer, toujours dans la réaction, un délire avec grande agitation, qui sera efficacement combattu par la belladone (*belladona*). — 3 globules dans 6 cuillerées à bouche d'eau, à prendre une cuillerée toutes les deux heures, en éloignant les doses au fur et à mesure de l'amélioration.

D'autres fois, l'expression de la face est celle de l'imbécillité; le regard est stupide, en quelque sorte ébahi.

La langue devient rouge, sèche, râpeuse, quelquefois même noirâtre et croûteuse;

Les malades, plongés dans un état de stupeur, ne répondent que difficilement aux questions qu'on leur adresse;

Constipation.

Ces symptômes, dont l'ensemble constitue l'état typhoïde, trouveront leur spécifique dans la bryone (*bryonia*), trois globules dans six cuillerées à bouche d'eau, une cuillère à bouche toutes les quatre heures.

Mais je m'arrête; si la réaction est susceptible de formes plus particulières encore, ces formes constituent des complications distinctes, des maladies nouvelles qui exigent forcément la présence du médecin et qu'il ne peut pas entrer dans mon sujet de développer ici.

CONVALESCENCE

Le traitement homœopathique, opérant toujours par voie directe ou spécifique, atteint la maladie dans sa source, et met les malades à l'abri de ces convalescences interminables qui demeurent exclusivement l'apanage de la médecine allopathique ; cependant après une secousse aussi violente, il n'y aurait rien d'étonnant que les malades accusassent une faiblesse générale.

On remédiera sûrement à cette faiblesse par le quinquina (*china*) à la dose de trois globules, répétée deux ou trois fois, à quarante-huit heures d'intervalle.

Médicaments
désignés dans cette Instruction comme étant indispensables.

1° *Spi. camph. Hah.* Esp. de camph. de Hah.
1° *Ipecacuanha,*   3ᵉ dil. Ipécacuanha.
2° *Ac. phosphoric.*   6ᵉ » Ac. phosphor.
3° *Veratrum alb.,*   12ᵉ » Ellébore bl.
4° *Cuprum,*   24ᵉ » Cuivre.
5° *Arsenicum,*   12ᵉ » Arsenic.
6° *Secale cornutum,*   6ᵉ » Seigle ergoté.
7° *Carbo vegetab.,*   12ᵉ » Charb. végét.
8° *Ac. Hydrocyan,*   3ᵉ » A. hydrocya.
9° *Aconitum,*   12ᵉ » Aconit.
10° *Belladona,*   12ᵉ » Belladone.
11° *Bryonia,*   12ᵉ » Bryone.
12° *China,*   6ᵉ » Quinquina.

Au début de l'épidémie, on devra se munir d'avance de tous ces médicaments pour n'être pas exposé à perdre, au moment du danger, un temps toujours précieux.

FRÉJUS. — Impr. de V. Chailan, rue Nationale, 46.

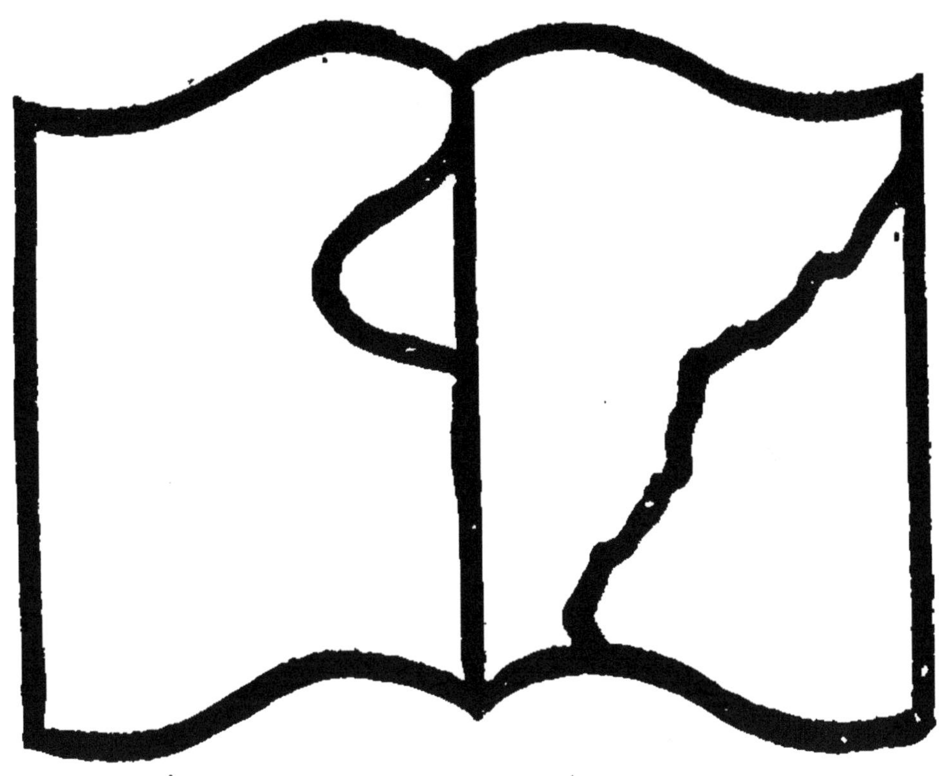

Texte détérioré — reliure défectueuse
NF Z 43-120-11